CURE RADICALE

DE

L'HYPERTROPHIE

DE

LA PROSTATE

(COMMUNICATION FAITE AU CONGRÈS DE L'ASSOCIATION FRANÇAISE D'UROLOGIE)

Octobre 1904

Par le Dr Victor PAUCHET

MEMBRE CORRESPONDANT DE LA SOCIÉTÉ DE CHIRURGIE DE PARIS

CHIRURGIEN DES HOPITAUX D'AMIENS

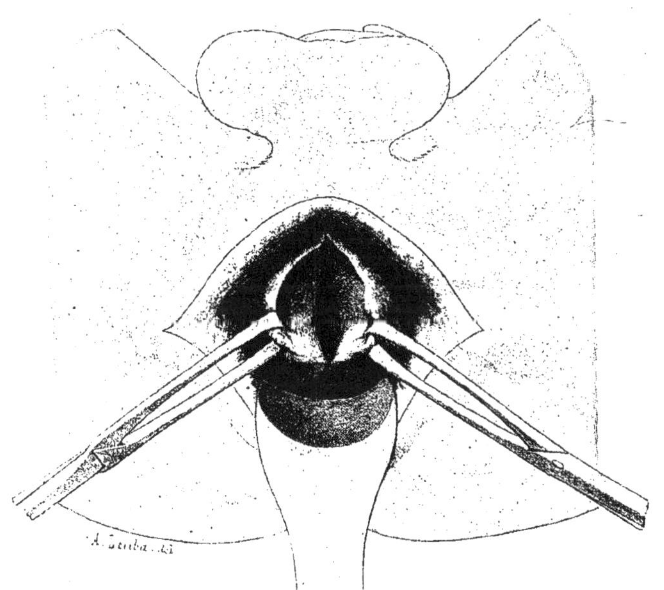

MONTDIDIER

IMPRIMERIE J. BELLIN

—

1905

CURE RADICALE

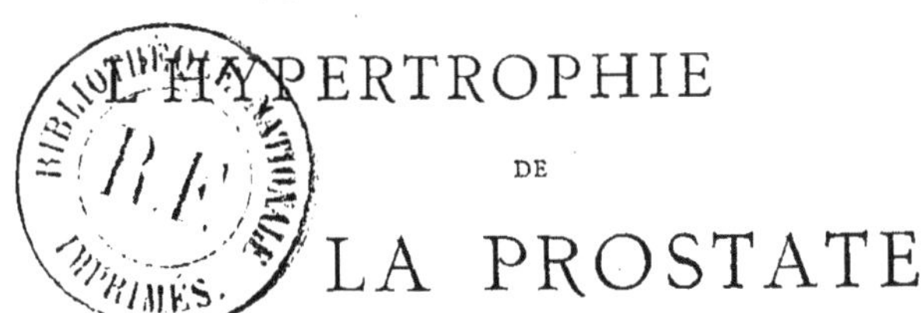

DE

L'HYPERTROPHIE

DE

LA PROSTATE

(COMMUNICATION FAITE AU CONGRÈS DE L'ASSOCIATION FRANÇAISE D'UROLOGIE)

Octobre 1904

Par le Dr **Victor PAUCHET**

MEMBRE CORRESPONDANT DE LA SOCIÉTÉ DE CHIRURGIE DE PARIS

CHIRURGIEN DES HOPITAUX D'AMIENS

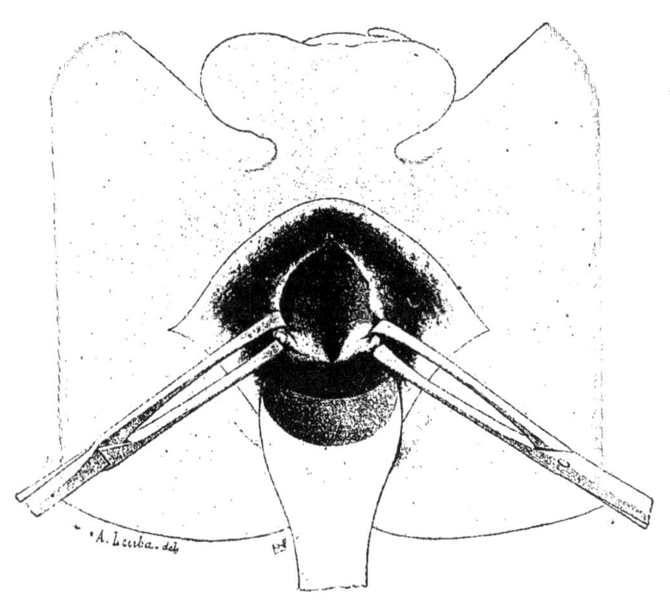

MONTDIDIER

IMPRIMERIE J. BELLIN

—

1904

PROSTATECTOMIE PÉRINÉALE

POUR

HYPERTROPHIE DE LA PROSTATE

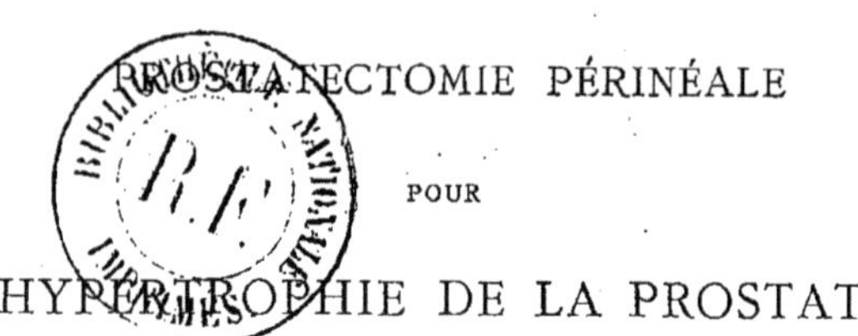

Les troubles uréthro-vésicaux, observés chez les sujets âgés, furent longtemps attribués à la parésie vésicale, parésie qu'on mettait sur le compte de l'âge ou de l'athérome. Cette atonie primitive est une exception. Neuf fois sur dix, les troubles urinaires qui constituent le *prostatisme* résultent de l'hypertrophie, de la déformation, ou de la dégénérescence de la prostate.

Les lésions observées cliniquement et anatomiquement ne sont pas toujours les mêmes. Tantôt purement inflammatoire (*prostatite chronique*), la maladie reconnaît pour cause d'anciennes uréthrites, ou une infection intestinale due au voisinage du rectum. Tantôt néoplasie bénigne (*adénome*), elle est à la prostate ce que l'adéno-fibrome est au sein, et le goître au corps thyroïde. Tantôt, au milieu des tissus prostatiques, d'aspect adénomateux, le microscope révèle des cellules *cancéreuses*.

L'atonie de la vessie résulte donc de la compression de l'urèthre par la prostate. La suppression chirurgicale de cet organe dégénéré ou modifié fait disparaître les accidents urinaires. La vessie récupère par la suite sa contractilité, à moins que les accidents inflammatoires ne soient trop anciens et que les fibres musculaires ne soient complètement détruites.

La prostatectomie est certainement une des plus belles conquêtes de la chirurgie viscérale. Elle permet au malade de vivre désormais sans sondages ; elle le met à l'abri de l'infection vésico-rénale et des hémorragies. Elle lui épargne les angoisses de la rétention aiguë et prévient le danger d'une dégénérescence cancéreuse.

Un très grand nombre de prostatiques peuvent bénéficier de la cure radicale. Toutefois, celle-ci n'est pas applicable à la totalité des malades. L'expérience clinique, les interventions pratiquées chez un nombre raisonnable de sujets à toutes les phases de la maladie, les excellents résultats que les uns ont obtenus, les guérisons incomplètes ou presque nulles que nous avons constatées chez les autres, permettent d'établir les indications d'une façon précise. Elles permettent d'éliminer ceux pour lesquels cette opération constitue un grave danger, ou ceux qui doivent retirer un bénéfice presque égal à l'aide de l'hygiène et du cathétérisme.

CONTRE - INDICATIONS

a) *Mauvais état général du malade.* — On ne conseillera pas la cure radicale aux sujets tarés, cachectiques, voués à une existence courte ; on éliminera de la sorte un certain nombre de malades cardiaques, athéromateux, hémiplégiques, bronchitiques, diabétiques, etc... On refusera également l'opération à ceux dont l'élimination rénale est très diminuée, ou chez lesquels les deux reins paraissent altérés.

b) *Vie génitale encore possible.* — En pratiquant l'opération suivant la technique de Young, on ménage la portion de l'urèthre prostatique contenant les canaux éjaculateurs. Ce détail opératoire a pour résultat de ménager la génitalité au moins dans quelques cas. Je connais deux malades qui ont de ce fait récupéré les fonctions génitales très suffisamment eu égard à leur âge. Un confrère de 65 ans, que j'ai opéré il y a 6 mois, vient de faire examiner son sperme, et le micrographe a trouvé des spermatozoïdes en abondance.

La prostatectomie entraîne donc le plus souvent, mais non toujours, la perte de la fonction génésique. Pour un homme jeune, elle constituera néanmoins un inconvénient sérieux, mais la plupart des opérés ont passé l'âge des rapports sexuels. C'est d'ailleurs à l'intéressé d'opter entre les avantages d'une fonction précaire, et les ennuis causés par le prostatisme. Le chirurgien n'aura qu'à le prévenir avant l'intervention.

c) *Formes spéciales de la lésion prostatique.* — Parmi nos opérés, il en est chez qui le résultat thérapeutique obtenu a été maigre. Ces prostatectomisés non guéris ou peu améliorés, étaient porteurs d'une prostate petite, dure ; leur vessie contenait un grand résidu ou se montrait petite et irritable. Ils ont guéri de l'intervention, mais ils vident incomplètement leur vessie; quelques-uns conservent des urines troubles. J'ai la conviction que devant un si faible bénéfice, la cure radicale est inférieure au cathétérisme.

Parmi les autres malades incomplètement guéris, quelques-uns étaient porteurs d'une prostate peu volumineuse entourée d'une nappe inflammatoire dure, diffuse, étalée. Quelques-uns ont obtenu un excellent résultat thérapeutique. D'autres, au contraire, restent pollakiuriques ou conservent des urines troubles. Aux formes semblables, j'appliquerai désormais le cathétérisme par principe, et n'aurai recours à la cure radicale que si l'usage de la sonde est difficile ou impossible.

d) *Sujets très âgés.* — L'opération ne paraît guère plus grave chez les vieillards bien résistants. J'ai refusé l'intervention au-delà de 77 ans, mais je serais tout prêt à enfreindre cette règle, à moins que le cathétérisme ne se fasse facilement et sans danger. Il faut d'ailleurs établir une différence entre les différents vieillards. Tel sujet de 80 ans, sobre, sec et résistant, supportera mieux l'intervention qu'un sujet plus jeune, obèse, congestif, ou au contraire intoxiqué et déprimé.

INDICATIONS

1° *Rétention aiguë.* — Je pense qu'on doit opérer tous les sujets atteints de rétention aiguë et ne tombant pas sous le coup des contre-indications précédentes. L'intervention ne sera pas faite d'urgence; on commencera par le cathétérisme, voire même par une ponction, ou une cystostomie temporaire. On n'opérera pas d'emblée pour les raisons suivantes :

a) Les malades atteints de rétention aiguë sont vus sur place à une heure quelconque de la journée. Or, la prostatectomie ne peut se faire à domicile, car la préparation qu'elle nécessite, et les soins post-opératoires qu'elle exige, ne peuvent être réalisés en dehors d'un hôpital ou d'une clinique privée.

b) L'accès de rétention a pour cause occasionnelle la congestion de la prostate, et par réciprocité la rétention amène l'hypérémie des organes pelviens et des reins. Opérer de suite serait s'exposer à un suintement sanguin abondant et à l'infection vésicale. On ramènera donc la vessie à l'état de vacuité par le cathétérisme; s'il est nécessaire, on aura recours aux lavages antiseptiques ou à la sonde à demeure ; ce dernier moyen présente pourtant un inconvénient : il ramollit la prostate, favorise la formation de petits abcès miliaires prostatiques, et provoque l'adhérence de la glande avec sa capsule.

2º *Rétention incomplète, sans distension*. — La plupart des malades qu'on opère appartiennent à cette catégorie. Si on pratique le cathétérisme immédiatement après les mictions, on trouve 50, 100, 150 gr. d'urine. Les uns ont les urines claires, les autres ont des urines troubles, et se trouvent exposés à la production de calculs phosphatiques. Tous ces malades sont voués à la rétention aiguë, à l'infection vésicale, à la sclérose rénale. On doit donc leur conseiller l'opération précoce. On doit pratiquer celle-ci sans attendre l'aggravation des accidents. Il faut profiter de ce que le malade n'est pas trop vieux, ou de ce que sa vessie possède encore une tunique musculaire contractile, pour lui proposer une opération efficace. Il faudra toutefois examiner avec soin la prostate et son voisinage ; si cet organe est petit, ou si les accidents paraissent causés par un processus inflammatoire péri-prostatique, si dans ces conditions anatomiques peu favorables le cathétérisme est bien supporté, on ne parlera pas de cure radicale.

S'il s'agit au contraire d'un adénome, si l'index reconnaît une belle prostate grosse, demi-molle, lisse ou grenue, sans zone inflammatoire périphérique, il faudra proposer la cure radicale d'emblée et sans hésitation. L'opération sera bénigne et efficace.

3º *Rétention incomplète avec distension*. — Il faudra tenir compte ici de l'état général et local. Si le malade est très déprimé, fortement intoxiqué, on ne parlera pas de cure radicale. On s'abstiendra également s'il est porteur d'une prostate peu séduisante, c'est-à-dire petite ou enveloppée d'une gaine inflammatoire. Si au contraire le sujet marche encore, s'il vient consulter pour de l'incontinence, de la pollakiurie, ou des troubles digestifs ; si le toucher rectal révèle une forme adénomateuse, il faut opérer ce « distendu » d'emblée et sans cathétérisme préalable. L'opération est certainement bénigne, plus bénigne à mon avis que le cathétérisme : le sondage dans ces conditions amène souvent une mort rapide par infection. Il n'en est pas de même de la prostatectomie périnéale ; cette opération, qui draine l'appareil urinaire d'une façon idéale, ne semble provoquer aucune réaction inflammatoire du côté des reins, autant que j'en puis juger par mon expérience personnelle.

4° *Rétention complète chronique.* — Aux malades qui n'urinent jamais sans sonde, il faut toujours proposer la cure radicale. Même si le résultat de cette intervention est incomplet, on obtient toujours une amélioration.

Les rétentionnistes complets porteurs de prostate petite, ou entourée d'une zone de réaction, sont transformés en rétentionnistes incomplets. Ils évacuent chaque soir, de leur vessie, un résidu de 100 ou 200 gr. Ils se lèvent 4 à 5 fois la nuit ; ils sont parfois obligés de compléter, par un lavage, leur cathétérisme quotidien, mais somme toute, ils peuvent uriner seuls, et ils ne se sondent le soir que pour laver leur vessie et diminuer la pollakiurie nocturne.

5° *Infection.* — Qu'il s'agisse de cystite ou de pyélite, la meilleure ressource thérapeutique est la prostatectomie périnéale. Après l'intervention, le bas-fond vésical est supprimé, les calculs si fréquents, extraits. Le drain vésical permet l'évacuation permanente des urines septiques et facilite les lavages. Il va sans dire que si le sujet était trop cachectique, il vaudrait mieux ne pas l'opérer plutôt que de compromettre par des insuccès inutiles une si bonne opération.

6° *Calculs vésicaux.* — Chez tout prostatique porteur d'un calcul, il est utile d'associer la prostatectomie à l'extirpation de la pierre. La cure radicale présente les deux avantages suivants : a) elle évite les troubles de la miction qui pourraient se produire du jour où la présence du calcul n'exciterait plus la vessie, et ne lui permettrait plus de se vider ; b) la suppression de la prostate empêche les récidives, puisque le bas-fond disparaît. Après cette intervention le col vésical occupe la partie déclive du réservoir. Si un gravier tombe du rein, par la suite, il est immédiatement éliminé par l'urèthre.

7° *Hémorragies.* — Les hémorragies peuvent survenir chez les prostatiques soit au cours des poussées congestives, soit après une évacuation, soit par suite d'une érosion produite par un sondage. Ces formes hémorragiques prédisposent à l'infection et accompagnent souvent des lésions anatomiques éminemment favorables à l'opération. Pour ces raisons, il faudra proposer la cure radicale à tout prostatique qui saigne, quelle que soit la cause de l'hémorragie.

8° *Cathétérisme difficile.* — On doit conseiller la cure radicale à tout prostatique porteur d'un adénome, même si les sondages sont aisés. Dans toutes les autres formes, c'est-à-dire dans les cas où l'extirpation doit donner des résultats incomplets, on n'enlèvera la prostate que si le cathétérisme est difficile, c'est-à-dire si le sondage amène de la fièvre, de la douleur, de l'uréthrite, ou un écoulement sanguin. En admettant même que le malade soit encore obligé de se sonder parfois, ce cathétérisme sera alors facile et sans danger.

9° *Possibilité d'une dégénérescence maligne.* — Parmi les opérateurs qui ont émis une opinion sur l'indication de la prostatectomie, les uns ont considéré la possibilité de la transformation cancéreuse comme une contre-indication ; les autres, au contraire, en font une indication. Le microscope révèle parfois des cellules cancéreuses dans les prostates enlevées. Or il s'agissait macroscopiquement d'adénomes ; aucun caractère clinique ne permettait de penser au cancer ; chez les quelques malades dont les prostates bosselées et dures pouvaient paraître cancéreuses, le microscope n'a jamais révélé que des lésions inflammatoires. D'après mon expérience personnelle, le microscope révèle une fois sur dix les caractères de l'épithélioma. Ce fait est donc une indication de plus pour l'intervention précoce chaque fois que celle-ci peut faire espérer une guérison complète et définitive.

ANATOMIE PATHOLOGIQUE

1° *Macroscopique.* — La prostate se compose comme on le sait de deux lobes latéraux et d'un petit lobe médian, lequel n'est qu'une portion glandulaire réduite, siégeant au niveau des canaux éjaculateurs. Il existe également un petit système de glandules accessoires sous la muqueuse vésicale, près du col. La glande est entourée d'une capsule. La décapsulation est facile et exsangue dans les formes franchement adénomateuses, et même dans certains cas où la masse prostatique est entourée d'une zone inflammatoire. Il en résulte que toutes les prostates ne sont pas également faciles à enlever. Les prostates molles ou demi-molles n'adhèrent pas à la capsule ; elle se décortiquent admirablement. Leur aspect multilobulé rappelle celui d'un fibro myome utérin ou d'un adénome du sein. C'est l'hypertrophie glandulaire, c'est le « goître prostatique ».

Il y a des prostates chroniquement enflammées, dures, peu volumineuses, étalées, lisses, soudées à la capsule. Le désenclaveur ne les abaisse pas ; il faut les sculpter sur place, en dépit d'un suintement sanguin abondant.

Il y a enfin des prostates petites, rétractées comme des squirres : formes peu favorables au résultat thérapeutique.

On trouve enfin des glandes farcies d'abcès miliaires. Leur extirpation donne de bons résultats.

Le terme d' « hypertrophie » prostatique est donc impropre. Le prostatisme est causé par une transformation de la glande dont la modification est tantôt adénomateuse, inflammatoire, cancéreuse ou purulente, mais qui n'augmente pas toujours de volume.

2° *Étude microscopique.* — Vingt de nos prostates ont été examinées par le Dr Hautefeuille. Voici les résultats de son examen : Au début, les masses enlevées sont constituées par une prolifération du tissu glandulaire normal. Plus tard, le stroma conjonctif prolifère, et constitue une partie notable de la tumeur. Suivant que l'un ou l'autre de ces processus domine, on a affaire à un adénome assez franc, ou à une tumeur mixte que l'on peut appeler *adéno-myo-fibrome.* Quelquefois le tissu fibreux et musculaire peut prédominer et proliférer de telle façon qu'il étouffe presque complètement le tissu glandulaire, qu'on retrouve difficilement dans les coupes ; on a alors un véritable *myo-fibrome.*

Enfin il peut arriver qu'au bout d'un certain temps, il se produise une prolifération de l'épithélium glandulaire, et que l'adénome se transforme en véritable *épithélioma.*

Il faut tenir compte aussi des cas où l'hypertrophie est, en réalité, le résultat d'un processus inflammatoire. On y trouve alors, parsemés dans le tissu, de *petits abcès miliaires* et de nombreux éléments *embryonnaires.*

Voici la proportion sous ces différentes formes :

Sur 20 prostates examinées, on trouve :

Adénome pur. . . . . 3 cas.
Adéno-fibro-myome. . . . . 12 cas.
Fibro-myome. . . . . 2 cas.
Prostatite. . . . . 1 cas.
Adénomes en voie de dégénérescence cancéreuse. 2 cas.

PRÉPARATION DU MALADE A L'OPÉRATION

Pour opérer le malade dans de bonnes conditions, il faut répondre à trois indications.

1° Désintoxiquer l'organisme et relever les forces du sujet.

2° Désinfecter la vessie.

3° Évacuer l'intestin.

1° *Désintoxiquer l'organisme.* — Chez beaucoup d'urinaires, l'élimination des toxines est insuffisante, par suite d'un degré plus ou moins prononcé d'altération rénale. Il en résulte souvent une santé délabrée se traduisant par un état dyspeptique, de la dépression, un facies fatigué et subictérique, parfois de la fièvre et même de l'œdème pulmonaire. Il importe donc de laver le sang et les tissus par un régime de boissons abondantes : lait, eau de Vittel, bouillon de légumes, raisin, oranges, etc...

2° *Désinfection de la vessie.* — Si les urines sont troubles, on lavera la vessie à l'eau oxygénée très faible; parfois il sera nécessaire de laisser une sonde à demeure. Si le cathétérisme est impossible chez un rétentionniste aigu et infecté, on pratiquera une cystostomie temporaire, et on fera l'extirpation prostatique quelques jours ou quelques semaines plus tard.

3° *Évacuer l'intestin.* — On administrera aux malades des laxatifs quotidiens et légers dont on aidera l'action par un lavement huileux. On diminuera ainsi l'intoxication qui résulte si facilement des fermentations coliques. Enfin la vacuité de l'intestin permettra de constiper le malade pendant les quelques jours qui suivent l'opération.

TECHNIQUE OPÉRATOIRE

Nous avons toujours suivi, sinon exactement, du moins dans ses grandes lignes, la technique décrite par Proust. Nous avons utilisé les diverses modifications qu'Albaran, Hartmann, Young ont apportées à la méthode.

Les instruments que nous avons utilisés sont les suivants : un bistouri, une pince à disséquer, 6 pinces hémostatiques de Kocher, un désenclaveur de Young, un écarteur vaginal, 2 petites pinces de Museux, l'écarteur uréthral de Proust, une paire de ciseaux courbes, et notre valve rectale construite par Mathieu.

Le malade est placé dans la position assise renversée, l'anus regardant le plafond.

L'opération se décompose en plusieurs temps :

a) *Incision pré-anale* de la peau ; section courbe dont les extrémités répondent aux ischions, et dont le sommet est à deux doigts en avant de l'anus.

b) *Isolement du bulbe.* — On voit dans la plaie, en arrière du sphincter externe et en avant, le bulbo-caverneux. Un coup de ciseaux coupe le raphé ano-bulbaire entre ces deux muscles. Le bulbe est récliné en avant, grâce aux tissus lâches qui le séparent du rectum terminal (*espace décollable rétro-bulbaire*).

c) *Section du muscle recto-uréthral.* — L'index gauche *sent* la sonde en gomme placé dans l'urèthre membraneux. Immédiatement derrière cette saillie, on voit dans le fond de la plaie, une saillie fibreuse qu'il faut couper en avant ; c'est le muscle recto-uréthral, c'est la clef de l'espace décollable rétro-prostatique.

d) *Décollement recto-uréthral.* — On reconnaît que le doigt est bien dans l'espace décollable recto-prostatique parce que la plaie ne saigne pas, et que la prostate montre sans effort sa face postérieure lisse.

e) *Hémi-section de l'urèthre prostatique.* — Sur la sonde qu'on sent dans l'urèthre membraneux, ou plutôt sur la ligne médiane de l'urèthre prostatique, on sectionne le canal sur une longueur de 2 centimètres environ. Cette courte incision suffit pour protéger l'urèthre, introduire le désenclaveur, tout en ménageant les canaux éjaculateurs.

f) *Décapsulation prostatique.* — La capsule adhère sur la ligne médiane, on l'attaquera donc à quelques millimètres plus en dehors. On amorce le décollement avec les ciseaux et on l'achève avec les doigts. Cette décortication constitue un temps très important, temps facile s'il s'agit d'un bel adénome, temps difficile, parfois impossible, quand la glande est soudée à la capsule (péri-prostatite), ou quand l'organe est bourré d'abcès miliaires. Quand ce décollement est amorcé, il faut le poursuivre en avant, en arrière, partout. Quand l'organe est mobilisé, on peut dire que l'opération est faite.

g) *Isolement de l'urèthre et excision des tissus prostatiques.* — On mène, en pleine prostate, deux incisions verticales parallèles à l'axe de l'urèthre. On isole ainsi ce canal des lobes prostatiques en ménageant une mince couche de tissus péri-uréthraux. On parachève l'isolement en mettant l'index gauche dans l'urèthre et en sectionnant à l'aide des ciseaux, les dernières attaches glandulaires. Cette extirpation se fait en deux fragments pour les prostates peu volumineuses. Dans les grandes hypertrophies, on doit avoir recours au morcellement.

h) *Pansement*. — Pas de ligatures, pas de sutures : une sonde n° 25 de Malécot ou de Pezzer est mise dans la vessie et sort par le périnée. Une mèche au peroxyde de zinc, de chaque côté de l'urèthre fendu, maintient la sonde et assure à la fois le drainage et l'hémostase.

Nota bene. — J'insisterai sur quelques points de notre technique.

1° *Résection préalable des canaux déférents*. — L'orchite est une complication fréquente de l'opération. Chez deux malades, un testicule a suppuré et a dû être enlevé. Chaque fois que l'âge du malade nous permet de négliger la question génésique, nous commençons l'intervention par la section inguinale des deux déférents. Cette opération est tellement bénigne et rapide qu'elle n'ajoute rien au choc opératoire. Nous la pratiquons ainsi : Incision courte sur l'anneau inguinal externe ; dénudation du déférent qui est chargé sur une aiguille Deschamp et sectionné entre deux ligatures. Un crin de Florence ferme le pli cutané, et une couche d'adhésol constitue le pansement.

2° *Ménagement des canaux éjaculateurs*. — Suivant le conseil de Young, nous faisons sur l'urèthre prostatique une incision antérieure et très courte, juste assez pour laisser passer le désenclaveur ou l'extrémité de l'index. J'ai déjà dit que deux malades opérés dans ces conditions, jouissaient de la plénitude de leurs fonctions, et éjaculaient un sperme riche en spermatozoïdes.

3° *Pas de ligatures, pas de sutures*. — Dans la région périnéale, la plaie recto-uréthrale est toujours, sinon infectée, du moins infectable. Il vaut mieux laisser tout ouvert. La nature se charge de la réparation, lentement, mais sûrement. La plupart des malades urinent totalement par la verge au bout d'un mois. Quelques-uns sont guéris beaucoup plus tôt. La plaie périnéale cutanée n'exige que des soins de propreté, faciles à exécuter.

4° *Pas de sonde à demeure*. — Après l'opération nous laissons une sonde périnéale pendant 8, 10, 15 jours, suivant l'état de propreté des urines. Passé ce délai, on peut sans inconvénient laisser le malade uriner par sa plaie. La guérison s'obtient tout aussi vite. Certains opérés, trouvant désagréable l'écoulement de l'urine, préfèrent une sonde uréthrale à demeure pendant 8 jours. Après 20 jours, tout cathéter est supprimé. Un de nos malades, opéré d'emblée à la période de distension, a arraché sa sonde périnéale et a quitté l'hôpital le 6ᵐᵉ jour parce qu'on lui refusait de la viande. Jamais il n'a consenti à être pansé ni cathétérisé par son médecin. Il a néanmoins fort bien guéri et constitue un de nos meilleurs résultats.

Chez un autre malade, qui avait subi l'extirpation d'un bel adémone de 110 gr., la sonde périnéale fut expulsée au bout de 5 jours. On tenta vainement de placer une sonde uréthrale ; le malade récupéra les fonctions en 20 jours ; son périnée était totalement fermé au bout d'un mois.

SOINS POST-OPÉRATOIRES

1º *Lavages vésicaux*. — La vessie est fréquemment lavée à l'eau oxygénée faible, par le drain périnéal. Il est intéressant de constater que l'organe se contracte fort bien dès le lendemain de l'opération, même quand la veille il paraissait complètement parésié.

2º *Pansements*. — Tous les jours la plaie est débourrée et tamponnée de nouveau. Comme pièce de pansement, rien ne vaut la gaze au peroxyde de zinc (ektogan).

3º *Sonde périnéale*. — Celle-ci reste en place 8 ou 15 jours. On la supprime, ainsi que le tamponnement à la gaze, dès que la plaie tend à se fermer. Il n'existe jamais de suppuration. La cicatrice est toujours souple et non rétractile.

4º *Garde-robes*. — Pendant 4 ou 5 jours le malade est soumis au régime des liquides : un peu de lait, beaucoup d'eau de Vittel et de bouillon de légumes. Au bout de 8 jours on donne un lavement d'huile et et un purgatif salin.

6º *Sonde uréthrale*. — Dès que la sonde périnéale est enlevée, on la remplace parfois par une sonde uréthrale, laquelle n'est jamais laissée plus de 8 jours.

6º *Béniqués*. — On passe les béniqués à partir du 20ᵐᵉ jour; on espace de plus en plus les séances; quelques malades reviennent nous voir tous les 3 ou 6 mois pour subir cette dilatation dont l'utilité me laisse des doutes.

Quelques-uns se soustraient à cette sujétion et ne s'en portent pas plus mal.

INCIDENTS ET ACCIDENTS POST-OPÉRATOIRES

1º *Fièvre.* — L'infection n'a jamais emporté aucun de nos opérés. La plaie large, les lavages vésicaux fréquents, l'emploi de l'eau oxygénée et du peroxyde de zinc préviennent toute complication septique. Toutefois j'ai observé quelques poussées fébriles à la suite du premier béniqué, ou à l'apparition d'une orchite. La température a atteint alors 38° 5 et même 39°.

2º *Hémorragies.* — Deux fois il a fallu détamponner et retamponner les opérés, le jour de l'intervention. La guérison s'est faite néanmoins sans retard.

3º *Orchite.* — C'est une complication fréquente. Elle déprime singulièrement les malades. Pour l'éviter, je n'hésite pas à faire la résection préventive des déférents, chaque fois que le malade est très faible ou très âgé. Deux fois j'ai dû enlever un testicule pour orchite suppurée.

4º *Déviation du canal.* — Chez la plupart des opérés, le béniqué 50 est dégluti sans hésitation, sans ressaut et sans arrêt. Pourtant chez certains d'entre eux il faut modifier la direction de l'instrument pour franchir l'urèthre prostatique. Il faut en incliner le bec à droite, à gauche, ou en bas. Cette correction se fait sans effort, et dès que la sonde a trouvé sa voie, elle pénètre sans ressaut dans la vessie. Le canal est donc parfois dévié mais jamais rétréci.

D'ailleurs, ces derniers inconvénients ne se rencontrent pas chez nos nouveaux opérés. Cela tient à ce que la toilette opératoire de l'urèthre prostatique est beaucoup mieux faite, à ce que le canal est mieux respecté et moins fendu.

5º *Fistule recto-uréthrale.* — C'est une vilaine complication, bien désagréable pour le malade et le chirurgien. Elle m'est arrivée deux fois dans les conditions suivantes : il s'agissait de sujets maigres dont la prostate était inséparable de sa loge par suite de péri-prostatite. Prostate, capsule, rectum, tout était confondu. Cet accident peut pourtant être évité par qui suit bien les points de repère de Proust. Si la prostate n'est pas décollable du rectum, on taille en plein tissu prostatique depuis son bec jusqu'à sa base ; de cette façon on avance lentement, péniblement, obscurément, mais on évite la pire des complications, la déchirure du rectum.

Quand cet accident se produit, il faut le réparer ; mais les sutures sont détruites par le changement des sondes, les tamponnements, les lavages etc... Le mieux est d'attendre 3 mois, 6 mois, 1 an, et quand la fistule recto-uréthrale est réduite par la nature, on la réopère, et la guérison s'obtient.

6° *Fistule périnéale.* — Bien des opérés urinent partiellement par le périnée pendant 5, 6, 8 semaines. Une fois sur quinze, cette fistule est définitive et doit être réopérée. L'intervention est plus aisée que pour une fistule recto-uréthrale. Voici en quoi consiste l'opération. Il faut réinciser dans la cicatrice, lentement et prudemment, on dédouble l'urèthre et le rectum jusqu'au col vésical. On mobilise la fistule uréthrale sur une étendue de quelques millimètres. La plaie ainsi faite est énorme, on la tamponne au peroxyde de zinc (ektogan). La cicatrisation est rapide, la sonde à demeure inutile. J'ai vu un certain nombre de candidats à la prostatectomie très effrayés à l'avance par cette complication. A mon avis, leurs craintes sont mal fondées, la fistule périnéale est peu fréquente, elle est en tout cas si facilement curable que cette éventualité doit nous laisser indifférents.

RÉSULTATS IMMÉDIATS ET ÉLOIGNÉS

Si, par résultats immédiats, nous entendons les guérisons opératoires nous pouvons dire qu'ils sont satisfaisants ; sur 43 opérations, 3 morts donnent une proportion de 7 o/o. Certains de nos malades furent opérés dans de mauvaises conditions : Infectés, cachectiques, scléreux, au teint subictérique ou blême, plusieurs se sont présentés dans ces conditions déplorables. Cela tient à ce qu'à l'époque actuelle, les prostatiques ne sont envoyés au chirurgien qu'après avoir épuisé, tout en s'épuisant eux-mêmes, les ressources du cathétérisme et de l'antisepsie interne. Le jour où l'on pratiquera systématiquement la prostatectomie, comme on enlève un adénome du sein, l'intervention sera d'une bénignité extrême.

Les résultats éloignés sont plus intéressants que les guérisons opératoires. Plus un prostatectomisé s'éloigne de la période de l'intervention, meilleur est son état général et local. L'amélioration progressive est donc la règle. Les inconvénients dont se plaignent quelques sujets à l'issue de la convalescence : incontinence, pollakiurie, résidu après les mictions, douleur en urinant, tout cela diminue ou disparaît à la longue. La vessie récupère lentement sa tonicité et sa contractilité. Les tissus périnéaux s'assouplissent et n'entraînent jamais la compression de l'urèthre. Les déviations du canal que révèle le béniqué dans certains cas, ne causent jamais de dysurie. Ceci posé, la prostatectomie reste une opération peu grave. Dans la majorité des cas, elle procure une guérison complète et définitive. Parfois elle ne procure qu'une amélioration, rarement elle est suivie d'un insuccès complet.

Les résultats imparfaits diminueront dans la statistique des chirurgiens qui prendront la peine de bien poser leurs indications. Une certaine expérience était nécessaire. Nous l'avons acquise aujourd'hui.

Trois malades sont morts parmi nos opérés. Un seul a succombé au bout de 48 heures ; les deux autres se sont éteints au bout de quelques semaines et de quelques mois. Je ne pense pas avoir raccourci leur existence. Il reste ainsi 40 opérés ; le dernier est trop récent ; les 39 plus anciens nous permettent de juger des résultats.

1º ÉTAT GÉNÉRAL. — Presque tous les opérés se portent bien. La plupart ont repris une vie active en rapport avec leur âge. Trois d'entre eux conservent de l'insuffisance rénale et ne doivent leur santé qu'à un régime strictement lacto-végétarien. Un autre malade, que j'ai opéré il y a 5 mois, m'écrit de Touraine, tous les mois, une lettre de reproches en déclarant son état nullement amélioré par l'intervention. Il s'agissait d'un homme de 70 ans (rétention complète, urines ammoniacales, œdème des jambes, trachéite chronique, petite prostate). Le résultat a été nul. Le malade conserve de la cystite, du résidu, et une fistule périnéale. A côté de ce cas malheureux, il faut placer la plupart de nos prostatectomisés, qui se montrent enthousiastes de leur nouvelle existence.

2º FONCTION SEXUELLE. — La plupart de mes opérés paraissent totalement indifférents à cette question. Chez quelques-uns les érections sont incomplètes ; chez deux opérés, l'érection et l'éjaculation sont parfaites.

3º MICTIONS. — C'est le point le plus intéressant, et nous allons l'étudier successivement.

a) *Le résidu.* — Les opérés se répartissent entre les types cliniques suivants :

Rétentionnistes aigus. — Sur 10 opérés, 6 vident complètement leur vessie, les 4 autres ont un résidu oscillant de 50 à 100 gr.

Rétentionnistes distendus. — 1 seul vide complètement sa vessie ; les autres ont un résidu de 60 à 120 gr.

Rétentionnistes chroniques complets ou incomplets. — 20 opérés ;
8 vident complètement leur vessie ; les autres ont un résidu de 80
à 130 gr.

Dysuriques. — Ces malades, porteurs de grosses prostates adénomateuses, vident complètement leur vessie.

b) *Vigueur du jet.* — Le jet est fort chez les anciens rétentionnistes aigus, ou les dysuriques dont la vessie n'était pas dégénérée.
Les rétentionnistes chroniques simples ou distendus, surtout ceux
qui étaient porteurs de prostate peu volumineuse, ont un jet fili-
forme et peu énergique.

c) *Clarté des urines.* — Elle est variable ; les urines sont souvent
troubles pendant quelques mois ; les malades ne se lavent la vessie
que s'ils ont en même temps du résidu. En général, au bout d'un an
la vessie est toujours propre.

d) *Pollakiurie.* — La plupart des opérés ont une ou plusieurs
mictions nocturnes. Il faut remarquer que presque tous boivent
abondamment de l'eau de Vittel entre leurs repas. Leur état de
santé ne paraît pas altéré par les interruptions de sommeil aux-
quelles ils étaient depuis longtemps habitués.

e) *Polyurie.* — La polyurie est la règle ; elle s'explique comme
la pollakiurie, non seulement par l'ancienne irritation de l'appareil
urinaire, mais aussi par les grandes masses de liquide que l'opéré
absorbe entre ses repas.

A tous mes opérés je conseille d'user largement du système lacto-
végétalo-fruitarien. Je leur recommande de boire abondamment
entre leurs repas, afin de se laver les reins. Ce régime les met à
l'abri de l'intoxication alimentaire et leur procure une grande
ressource d'élimination.

En Résumé. — Mictions parfaites ou plus faciles, jet vigoureux,
vessie plus contractile, urines plus claires, état général sensiblement
amélioré, absence de sondages, tels sont les avantages que procure
à la plupart des prostatiques la cure radicale.

C'est en somme la santé revenue, une longue survie assurée, les
menaces de l'infection écartées, la crainte de la rétention aiguë
évanouie, et souvent la transformation d'une vie pénible en une
existence facile et normale. Sans doute il y a des ombres au tableau.
Quelques mécontents détonent au milieu du concert enthousiaste
des heureux, mais ces insuccès relatifs ou complets pourront être
aujourd'hui évités. L'expérience nous a enseigné à poser les indications d'une façon précise.

Observations	Age du malade / Date de l'opération / Résultat	Histoire du malade / Nature de la rétention	Opération / Poids de la prostate	Suites opératoires / Date de sortie	Etat aux derniers examens	Etat de la miction	
						Avant	Après
Observation I — V. Pauchet dans Proust, (*La Prostatectomie dans l'hypertrophie de la prostate.* Paris, Naud, 1904).	62 ans, opération mars 1902, guérison.	Rétention complète depuis plusieurs années. Lithotrié un an auparavant. Phénomènes dysuriques depuis 7 ans.	Prostatectomie périnéale. Décortication facile, prostate de 40 gr.	Drain périnéal pendant 8 jours. Urine par la verge au bout de 3 semaines. Plaie périnéale fermée au bout de 5 semaines, on passe un béniqué tous les mois.	6 mois après l'opération, résidu de 40 gr. En janv. 1904 plus de résidu.	Rétention complète.	Plus de résidu.
Observation II	65 ans, mai 1902, guérison.	Troubles prostatiques anciens, hypertrophie, calculs vésicaux, cystite, rétention incomplète.	Prostatectomie périnéale. Lithotritie périnéale, taille sus-pubienne. Intervention facile mais longue. Prostate de 35 gr. enlevée en 2 lobes.	Au bout d'un mois les incisions périnéales et hypogastriques sont fermées ; on introduit un gros béniqué de temps en temps.	Au bout de 6 mois vide complètement sa vessie.	Rétention incomplète.	Vide complètement sa vessie.
Observation III	65 ans, juin 1902, guérison.	Rétention complète aiguë, pollakiurie diurne et nocturne, calculs vésical et prostatique.	Prostatectomie périnéale. Décortication difficile, prostate de 40 gr. dure, scléreuse. Suture complète de l'urèthre.	Sonde à demeure pendant un mois. La fistule périnéale s'est fermée au bout de 2 mois et demi.	Résidu de 100 gr. pendant un an.	Rétention compl. aiguë.	Résidu : 30 grammes.
Observation IV	76 ans, juill. 1902, mort.	Rétention complète chronique, se sonde depuis 10 ans. Urines purulentes.	Prostatectomie périnéale. Prostate molle remplie d'abcès. Extraction de 25 à 30 gr. de tissu prostatique.	Drain périnéal dans la vessie. Mort au bout de 48 heures. Lésions de pyélo-néphrite.	Mort.	Rétention complète chronique.	Mort.
Observation V	58 ans, août 1902, guérison.	Rétention aiguë il y a 8 mois, puis rétention incomplète. Pollakiurie diurne et nocturne. Résidu 150 gr. urines non infectées.	Prostatectomie périnéale. Prostate de 40 gr. enlevée par morcellement. Suture incomplète de l'urèthre du périnée.	Sonde à demeure 8 jours par le périnée et 15 jours par la verge. Fistule périnéale, met 3 mois à se fermer.	50 ou 100 gr. de résidu pendant 6 mois un an après la vessie se vide complètement	Rétention incomplète.	Vide complètement sa vessie.
Observation VI	68 ans, sept. 1902, guérison.	Rétention aiguë il y a 2 ans, depuis cystite ; lavages quotidiens au nitrate, état amélioré.	Prostatectomie périnéale. Prostate de 40 gr. adhérente, difficile à décortiquer. Pendant le morcellement l'urèthre est désorganisé. On enlève par la même voie un calcul qui déchire la vessie ; ce calcul est gros comme un œuf de poule, l'urèthre prostatique est en partie détruit. Deux points au catgut sur la vessie.	Sonde périnéale 3 semaines. Sonde uréthrale, 15 jours. La plaie périnéale est fermée au bout de 3 mois.	3 mois après l'opération urines troubles, 60 grammes de résidu. 6 mois après, urines claires, plus de résidu.	Rétention incomplète.	Vide complètement sa vessie.
Observation VII	72 ans, déc. 1902, guérison.	Rétention incomplète, mictions fréquentes, jamais sondé. Résidu 400 gr.	Prostatectomie périnéale. Prostate de 35 grammes enlevée en 2 lobes.	Drain périnéal ; sonde à demeure (8 jours) ; fistule périnéale fermée au bout de 5 semaines.	Résidu de 50 à 80 gr. 1 an après l'opération.	Rétention incomplète.	Résidu 50 à 80 gr.
Observation VIII	64 ans, janv. 1903, guérison.	Pollakiurie nocturne depuis 6 ans ; diurne depuis 2 ans, cathétérisme facile. Résidu 80 gr.	Prostatectomie périnéale. Prostate de 40 gr. Décortication facile. Extirpation en deux lobes.	Pas de sonde à demeure ; pisse par la verge largement 3 semaines après l'opération. Fistule périnéale fermée au bout de 1 mois.	Pas de résidu, urine par la verge.	Rétention incomplète.	Vide complètement sa vessie.
Observation IX	75 ans, févr. 1903, guérison.	Trois accès de rétention aiguë en 5 ans. Se sonde lui-même ; fait une fausse route.	Prostatectomie périnéale. Prostate de 90 gr. friable, facilement décorticable.	Drain périnéal (8 jours) Urine par la verge au bout de 20 jours. Fistule fermée 6 semaines après l'opération.	40 gr. de résidu 6 semaines après ; en décembre plus de résidu.	Rétention complète.	Vide complètement sa vessie.
Observation X	65 ans, févr. 1903, guérison.	Rétention incomplète depuis 4 ans. Sondé et infecté depuis 2 ans ; alcoolique, scléreux.	Prostatectomie périnéale. Prostate de 30 à 35 gr. bourrée d'abcès. Décortication laborieuse.	Sonde de Pezzer périnéale à demeure ; quitte l'hôpital 10 jours après l'opération ; un mois après urine par la verge.	En décembre 1903, urine sans effort, sans résidu.	Rétention incomplète.	Vide complètement sa vessie.
Observation XI	66 ans, mai 1903, guérison.	Rétention aiguë ; ayant déjà subi uréthrotomie interne, a un calcul vésical ; a des hématuries.	Prostatectomie et lithotritie périnéales. Prostate de 53 gr. Décortication facile. Calcul vésical comme œuf de pigeon fragmenté avec un lithotriteur par la plaie périnéale.	Drain périnéal 5 jours, Fistule périnéale fermée au bout de 3 semaines.	Ne présente pas de résidu.	Rétention aiguë.	Vide complètement sa vessie.

Observations	Âge du malade / Date de l'opération / Résultat	Histoire du malade / Nature de la rétention	Opération / Poids de la prostate	Suites opératoires / Date de sortie	État aux derniers examens	État de la miction	
						Avant	Après
Observation XII	66 ans, juin 1903, guérison.	Pollakiurie nocturne et diurne depuis 7 ans. Rétention aiguë ensuite.	Prostatectomie périnéale. Prostate de 60 gr. assez friable. Décortication facile.	Sonde uréthrale à demeure, 6 semaines. Plaie périnérale fermée au bout de 3 mois. Finalement résultat excellent.	Ne présente pas de résidu ; le jet en urinant est très beau.	Rétention aiguë.	Vide complètement sa vessie.
Observation XIII	70 ans, juin 1903, guérison.	Rétention aiguë, c'est le 2ª accès, taille hypogastrique pour attendre la décongestion du bassin.	Prostatectomie périnéale. Prostate 60 gr. Décortication facile.	Sonde uréthrale à demeure, 5 semaines, plaie périnéale fermée au bout de 3 mois. Les urines restent troubles 6 mois.	Les urines sont claires.	Rétention aiguë.	Résidu 20 à 50 gr.
Observation XIV	65 ans, juin 1903, guérison.	Pollakiurie et gêne dans la miction.	L'uréthrotomie interne ne facilite pas le passage de la sonde. Prostatectomie périnéale. Prostate peu volumineuse (35 gr.) très dure, difficile à décortiquer.	Sonde uréthrale à demeure (4 jours). On passe les béniqués 15 jours après l'opération. Fistule périnéale fermée au bout de 6 semaines.	Le malade vide sa vessie.	Rétention incomplète.	Vide complètement sa vessie.
Observation XV	68 ans, août 1903, mort trois mois après l'opération	Hypertrophie prostatique, cancer de la vessie, hématuries. Ténesme.	Prostatectomie périnéale laborieuse. Le rectum est ouvert et recousu ; le col de la vessie est arraché avec la base de la prostate.	L'état du malade s'altère, la cachexie progresse ; il se produit une fistule entre le rectum et la vessie. Le cancer est reconnu à l'autopsie.	Mort.	Hypertrophie prostatique et cancer de la vessie.	Mort.
Observation XVI	70 ans, août 1903, guérison.	Pollakiurie diurne depuis 1 an. Miction par regorgement. Prostatite suppurée. Rétention incomplète avec distension.	Prostatectomie périnéale. Prostate transformée en une éponge de pus. Décortication laborieuse.	Drain vésical par le périnée (10 jours). Plaie périnéale fermée au bout de 2 mois. Chaque fois qu'on passait le béniqué le malade faisait 40°, pisse par la verge au bout de 6 semaines.	Etat très bon. Résidu 60 à 80 gr. Urines légèrement troubles.	Rétention chronique incomplète avec distension.	Résidu 60 à 80 gr.
Observation XVII	68 ans, sept. 1903 guérison.	Rétention aiguë. Cystostomie temporaire en février 1903. Cathétérisme impossible.	Prostatectomie périnéale. Prostate de 40 gr. Décortication impossible. Je sculpte une demi-gouttière uréthrale dans la prostate.	Sonde périnéale pendant 8 jours. Le méat hypogastrique s'est fermé après l'intervention périnéale. 2 mois après plus de fistule. Urines claires.	Résidu négligeable en déc. 1903. Plaie périnéale se rouvre en février 1904 et donne quelq. gouttes.	Rétention aiguë.	Résidu 60 gr.
Observation XVIII	61 ans, sept. 1903, guérison.	Rétention incomplète. Résidu 300 gr. Infection en 1900.	Prostatectomie périnéale. Prostate grosse ; lobe droit morcelé, lobe gauche enlevé en un morceau.	Drain périnéal. Sonde à demeure difficile à passer. On calibre l'urèthre avec des béniqués.	Cathétérisme reste difficile, mais les mictions sont faciles.	Rétention incomplète.	Cathétérisme difficile, ne peut faire connaître le résidu
Observation XIX	68 ans, sept. 1903, guérison.	Rétention incomplète. Résidu 300 gr.	Prostatectomie périnéale. Prostate très faible mais sans abcès.	Drain périnéal (8 jours). A eu des hématuries inquiétantes au 10ᵐᵉ et au 15ᵐᵉ jour. Elles ont cessé par lavages oxygénés.	Plaie périnéale fermée au bout de 3 mois. Résidu.	Rétention incomplète.	Résidu 30 à 40 gr.
Observation XX	72 ans, oct. 1903, guérison.	Rétention aiguë. Fausse route. Cystostomie temporaire, 2 accès de rétention aiguë par excès de table.	Prostatectomie périnéale. Décortication très difficile, la glande étant soudée à la capsule.	Drain périnéal (8 jours) béniqué au 20ᵐᵉ jour.	Résidu 30 à 60 gr. 3 mois après l'opération : Urines claires.	Rétention aiguë.	Résidu 50 à 60 gr.
Observation XXI	69 ans, nov. 1903, guérison.	Rétention incomplète et intolérance vésicale, hématuries. A en ce moment un tel ténesme qu'il réclame l'opération.	Prostatectomie périnéale. Prostate de 70 gr. Décortication facile. Hémorrhagie assez abondante.	Drain périnéal (8 jours) 1ᵉʳ béniqué 3 semaines après l'opération, il détermine un accès de fièvre urineuse. 8 jours plus tard le 2ᵐᵉ béniqué passe sans incident.	2 mois après l'opération, urines claires.	Rétention incomplète.	Vide sa vessie complètement.

Observations	Âge du malade / Date de l'opération / Résultat	Histoire du malade / Nature de la rétention	Opération / Poids de la prostate	Suites opératoires / Date de sortie	État aux derniers examens	État de la miction	
						Avant	Après
Observation XXII V. Pauchet (Thèse Voisselle) (1904)	55 ans, avril 1904, guérison.	Mictions fréquentes depuis 2 ans. Résidu purulent. Distension.	Prostatectomie périnéale. Décollement du bulbe difficile. Rectum déchiré, plaie réparée. Prostate de 40 gr.	Sonde à demeure. Urine 1/3 par la verge, 2/3 par le rectum. Petite fistule rectale. Orchite suppurée, castration unilatérale.	Fistule recto-uréthrale.	Rétention incomplète.	Fistule. Pas de résidu vésical.
Observation XXIII	69 ans, mars 1904, guérison.	Pollakiurie. 700 gr. de résidu. Incontinence nocturne. Rétention incomplète. Distension.	Prostatectomie périnéale. Décapsulation prostatique impossible. Les tissus saignent beaucoup. Ablation, de chaque côté de l'urèthre, d'un fragment de 15 gr.	Incontinence périnéale 15 jours. Urines s'échappant par le périnée.	Urine spontanément.	Rétention incomplète.	80 grammes de résidu.
Observation XXIV	68 ans, mars 1904, guérison.	Se sonde depuis 2 ou 3 ans. Résidu 120 gr. Urines sales.	Prostatectomie périnéale. Décapsulation facile. Prostate de 40 gr., l'examen histologique révèle un épithélioma.	Drain périnéal (10 jours). Miction normale 3 semaines après. Quelques gouttes d'urine encore par le périnée pendant 8 à 10 jours.	Une seule miction la nuit, urines claires.	Rétention incomplète.	Résidu nul.
Observation XXV	69 ans, mars 1904, guérison.	Poll. nocturne. 3 crises de rétention aiguë, œdème pulmonaire. Rétention incomplète.	Prostatectomie périnéale. Décollement facile. 2 adénomes sessiles siégeant sur le col sont enlevés par la voie endo-vésicale.	Sonde de Malécot passant par le périnée. Urine par la verge au bout de 3 semaines. Ne perd plus par le périnée au bout d'un mois.	Urèthre non rectiligne. Urine spontanément.	Rétention complète.	Résidu nul.
Observation XXVI	76 ans, avril 1904, guérison.	Rétention complète, urines troubles, cachexie. Prostate scléreuse.	Prostatectomie périnéale. Ligature des canaux déférents. Prostate fibreuse 40 gr. enlevée en 2 lobes. Suintement sanguin abondant.	Drain périnéal (15 jours). Escharre sacrée.	Perd par périnée quelques grammes d'urine par jour.	Rétention complète.	Résidu : 100 gr.
Observation XXVII	65 ans, mars 1904, guérison.	Un seul accès de rétention aiguë. Pollakiurie depuis 5 ans. Rétention complète.	Prostatectomie périnéale. Poids : 50 gr. Lobe moyen intra-vésical.	Drain périnéal (8 jours). Expulsé spontanément. Orchite double guérie en 3 semaines. Guérison en 1 mois.	Cathétérisme difficile. Urines claires.	Rétention complète.	Résidu nul.
Observation XXVIII	69 ans, mars 1904, guérison.	Rétention incomplète avec distention, résidu 7 à 800 gr. Ur. claires.	Prostatectomie périnéale ; opération laborieuse, périprostatite. Poids : 25 gr.	Drain périnéal 15 jours. Orchite unilatérale légère Guérison en 5 semaines.	Cathétérisme facile urines cl. vessie atone.	Rétention incomplète avec distension.	Résidu 60 gr.
Observation XXIX	70 ans, fév. 1904, guérison.	Incontinence diurne et nocturne. Urines purulentes. Cachexie. Léger œdème des jambes.	Prostatectomie périnéale. Prostate dure, scléreuse, enlevée par morcellement. Poids 30 gr. Résection des canaux déférents.	Drain périnéal (15 jours). Pas d'incidents.	2 mois après opération, urines claires.	Rétention incomplète.	Résidu : 60 gr.
Observation XXX	70 ans, mars, 1904 guérison.	Opéré pour hydrocèle. Rétention aiguë. Infection vésicale.	Prostatectomie périnéale. Poids 90 gr. Résection des déférents.	Drain périnéal 8 jours. Urine par le périnée pendant 5 semaines.	Perd un peu d'urine par le périnée.	Rétention complète.	Résidu 60 gr.
Observation XXXI	68 ans, avril 1904, mort.	Cystite intense. Pas de résidu. Cachexie. Douleurs atroces. Vessie petite et irritée.	Prostatectomie périnéale. Perforation du rectum. Suintement sanguin abondant ; abcès miliaires prostatiques.	Sonde uréthrale à demeure pendant 15 j. Plaie infectée. Cachexie progr. Mort au bout d'un mois.	Mort, pyélite.	Cystite aiguë.	Mort.
Observation XXXII	63 ans, fév. 1904, guérison.	Polyurie claire. Pollakiurie nocturne. Distendu, Résidu 800 gr.	Prostatectomie périnéale. Prostate de 60 gr. Section des canaux déférents.	Sonde périnéale (10 jours). Escharre sacrée. Guérison complète en 6 semaines.	Cathétérisme facile. Miction spontanée par la verge.	Rétention incomplète.	Résidu : 120 gr.
Observation XXXIII	69 ans, fév. 1904, guérison.	Malade depuis 15 ans. Rétention complète.	Prostatectomie périnéale. Prostate 15 gr. dure, scléreuse. Calcul phosphatique (10 gr.).	Sonde périnéale 15 jours. Escharre sacrée. Suites pénibles. Convalescence lente.	Miction spontanée. Urines un peu troubles. Cathétér. facile.	Rétention complète.	Résidu : 80 gr.

Observations	Âge du malade / Date de l'opération / Résultat	Histoire du malade / Nature de la rétention	Opération / Poids de la prostate	Suites opératoires / Date de sortie	Etat aux derniers examens	Etat de la miction	
						Avant	Après
V. Pauchet Inédites. *Observation* XXXIV	70 ans, avril 1904, guérison.	2 crises de rétention aiguë cédant au cathétérisme. Rétention incomplète. Résidu 300 gr. Urines troubles, ammoniacales.	Prostatectomie périnéale. Prostate de 70 gr. incision courte sur l'urèthre prostatique.	Sonde périnéale 8 jours. Sonde uréthrale 8 jours. Sort au bout de 3 semaines, pissant par le périnée.	Actuellement pisse par la verge ; urines claires ; le béniqué s'incline à droite quand il est dans la vessie.	Rétention incomplète.	Résidu : 60 gr.
Observation XXXV	63 ans, mai 1904, guérison.	1 crise de rétention aiguë ponctionnée 2 fois. Rétention complète, hématuries.	Prostatectomie périnéale totale. Poids 55 gr., bel adénome facile à enlever ; incision de Young.	Sonde périnéale 15 jours, sonde uréthrale 8 jours. Sort au bout de 5 semaines complètement guéri.	Miction spontanée, urines claires ; le béniqué doit abaisser son bec pour passer dans la vessie.	Rétention complète.	Vide complètement sa vessie.
Observation XXXVI	57 ans, août 1904, guérison.	Cystite depuis 12 ans, mictions fréquentes, hématuries. Rétention incomplète. Urines purulentes.	Prostatectomie périnéale totale et cystostomie sus-pubienne. Prostate peu volumineuse, extirpée en 2 fragments renfermant un abcès.	Sonde Malécot, commence à uriner par la verge le 18me jour.	Cicatrisation complète en 1 mois ; urines un peu troubles.	Rétention incomplète.	Sans résidu
Observation XXXVII	65 ans, août 1904, guérison.	3 accès de rétention aiguë cédant au cathétérisme. Rétention incomplète, distendue : 680 gr.	Prostactectomie périnéale; prostate adeno-fibromateuse 40 gr. extirpée en 2 lobes, Petite tumeur de la région cervicale endo-vésicale.	Sonde périnéale, 8 jours, urine par la verge le 21e jour, quitte la clinique au bout de 1 mois.	A perdu 2 mois par le périnée ; urine normalement.	Rétention incomplète.	Résidu : 50 gr.
Observation XXXVIII	53 ans, août 1904, guérison.	Père mort prostatique à 76 ans. Rétention incomplète. Hématuries, résidu 100 gr.	Prostatectomie périnéale totale ; prostate extirpée en 2 lobes, 30 à 40 gr.	Drainage périnéal, commence à uriner par la verge au bout du 12me jour.	Miction complète et bonne	Rétention incomplète.	Sans résidu.
Observation XXXIX	58 ans, juil. 1904, guérison.	Malade depuis 4 ans. Hématuries continuelles depuis 15 jours. Vessie distendue. Rétention aiguë.	Taille hypogastrique, pas de calcul ; prostatectomie périnéale. Prostate de 42 gr. adénome typique.	Sonde périnéale 15 jours, sonde uréthrale 10 jours. Orchite légère, guéri au bout d'un mois.	Urine complètement par la verge, cathétérisme facile. Urines claires.	Rétention aiguë, distendu.	Résidu : nul
Observation XL	54 ans, août 1904, guérison.	Pollakiurie diurne. Rétention incomplète on sent au cathétérisme un obstacle dans l'urètre membraneux.	Prostatectomie périnéale. Prostate 32 gr. on explore la vessie, pierre grosse comme un œuf de poule : taille hypogastrique.	Sonde périnéale à demeure. Urine par la verge au bout de 6 semaines seulement, est parti le 20me jour.	Perd par périnée de moins en moins chaque jour.	Rétention incomplète	Résidu : nul
Observation XLI	69 ans, juil. 1904, guérison.	Pollakiurie et incontinence nocturne. Distension : 1200 gr.	Prostatectomie périnéale. Poids : 70 gr., adénome, petite glande endo-cervicale.	Sonde périnéale 10 jours, légère poussée de cystite purulente sans réaction générale.	Vide presque complètement sa vessie, urines un peu troubles.	Rétention incomplète. Distendu.	Résidu : 65 gr.
Observation XLII	56 ans, août 1904, guérison.	Rétention incomplète, vessie infectée.	Prostatectomie périnéale. Prostate de 40 gr. renfermant de petits calculs. Calculs vésicaux, on les extrait.	Sonde périnéale 8 jours, urine par la verge au 12e jour. Urines un peu troubles.	Résidu nul, plaie périnéale complètement fermée.	Rétention incomplète.	Résidu nul.
Observation XLIII	77 ans, oct. 1904, guérison.	Rétention incomplète, incontinence, distension.	Cure radicale sur cathétérisme. Prostate de 70 gram. bien décortiquée.	Sonde Malécot 25 par le périnée, 10 jours.	Trop récent, pisse par la verge au bout de 5 semaines	Incontinence et distension.	Trop récent

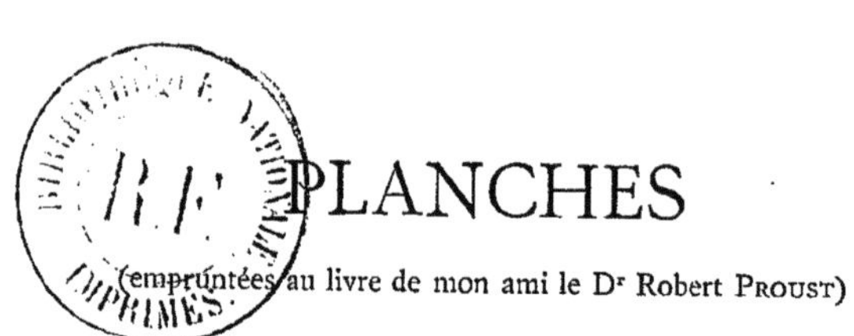

PLANCHES

(empruntées au livre de mon ami le Dr Robert PROUST)

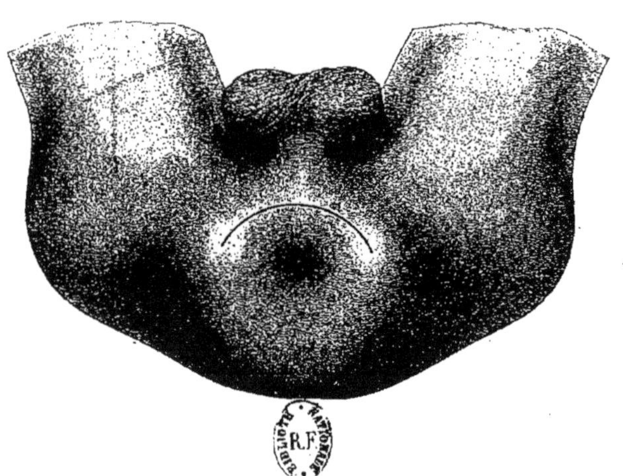

Fig. 1. — *Incision de la peau*

La section, en forme d'arc, réunit les deux ischions et croise la ligne médiane à deux travers de doigt en avant de l'anus.

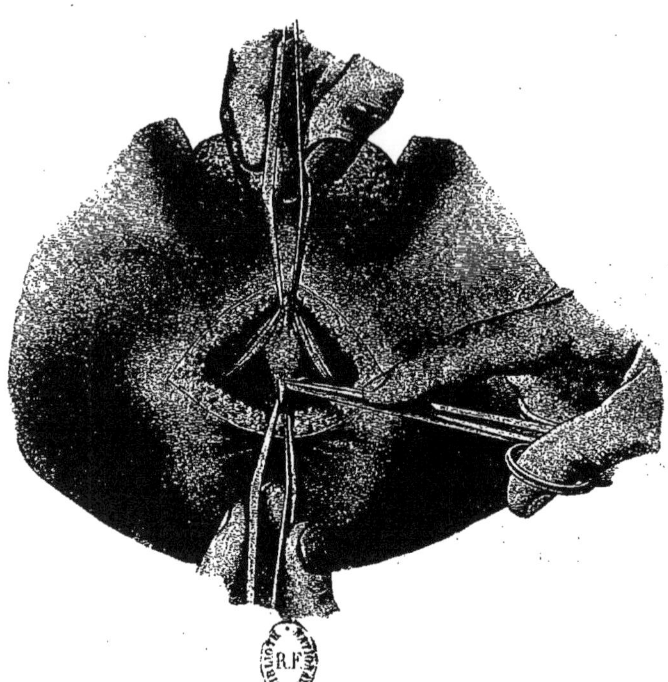

Fig. 2. — *Section du muscle recto-urétral*

La peau a été incisée ; le raphé ano-bulbaire coupé ; le bulbe récliné en avant ; le muscle recto-urétral (aspect fibreux) découvert.

La main de l'aide (près du scrotum) tire à l'aide d'une pince à disséquer le raphé ano-bulbaire qui entraîne un petit triangle fibreux formé par les deux transverses superficiels du périnée enveloppés dans leur petite gaine aponévrotique ; la main gauche de l'opérateur (près de l'anus) tire et tend le muscle recto-urétral que les ciseaux tenus de la main droite vont couper prudemment.

De chaque côté de ce muscle recto-urétral (fibreux) médian, on voit les fibres obliques des releveurs de l'anus.

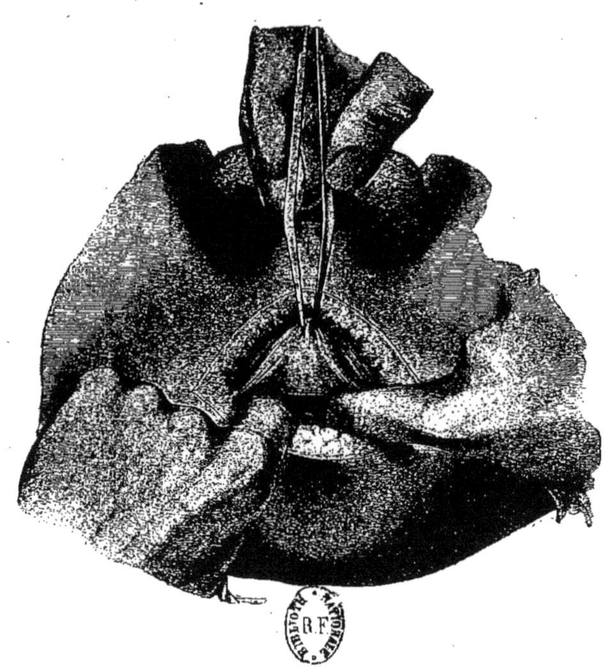

Fig. 3. — *Décollement recto-prostatique*

Le muscle recto urétral (la clef de l'espace décollable rétro-prostatique) a été sectionné ; la main gauche de l'aide (près du scrotum) tire toujours à l'aide d'une pince le raphé ano-bulbaire. Les deux doigts de l'opérateur séparent la prostate du rectum.

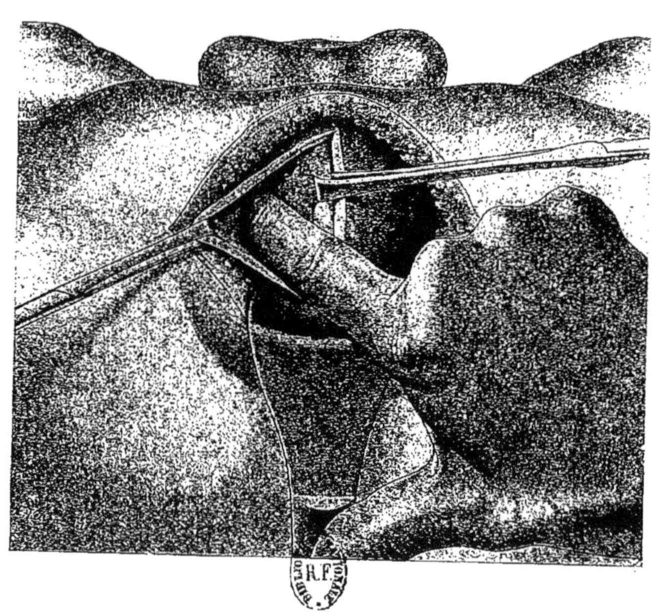

Fig. 4. — *Décapsulation de la prostate*

Après avoir découvert la face postérieure de la prostate, on fait une incision artéro-postérieure un peu en dehors de la ligne médiane ; on fend ainsi la capsule, une pince à traction maintient la prostate décortiquée, une autre pince soutient la capsule. L'index droit de l'opérateur achève la décortication de la glande, qui doit être complète.

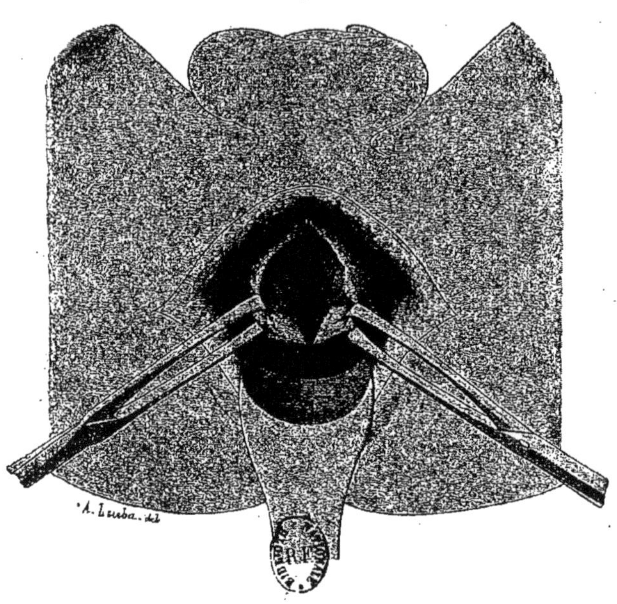

Fig. 5. — *Hémisection et mobilisation de la prostate*

La prostate bien décortiquée se laisse amener dans la plaie cutanée ; il est alors facile de sectionner l'urètre prostatique dans ses deux tiers antérieurs (il faut ménager le reste de l'urètre à cause des canaux éjaculateurs).

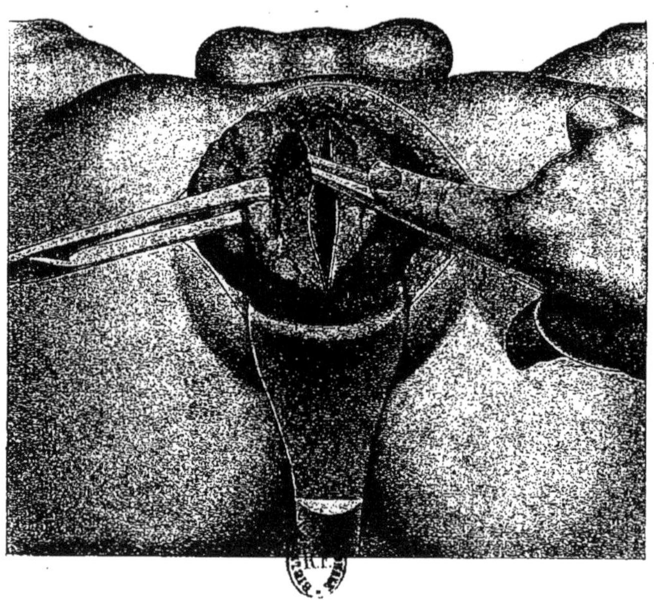

Fig. 6. — *Extirpation du lobe gauche*

Une valve abaisse le rectum ; une pince maintient le lobe à extirper ; les ciseaux séparent le fragment prostatique et l'isolent de l'urètre en laissant une lame glandulaire épaisse de 2 millimètres environ.

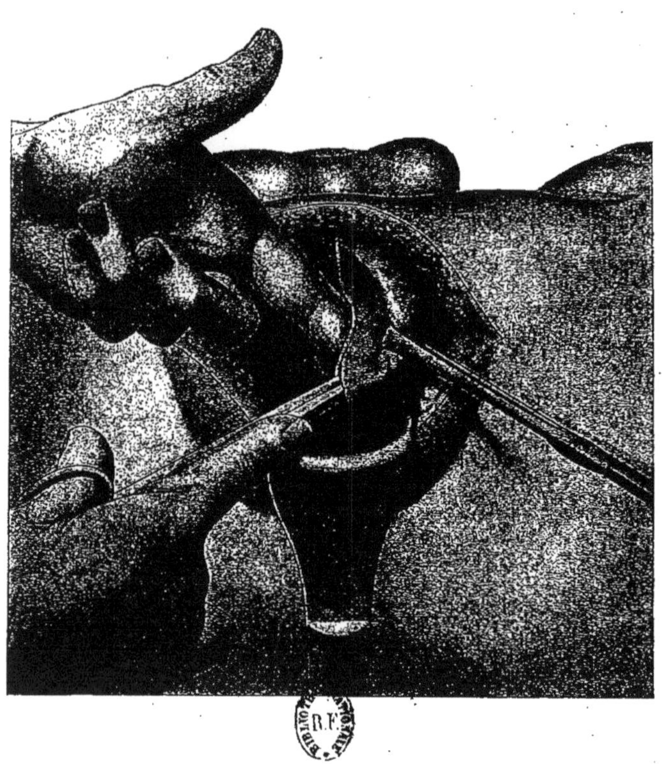

Fig. 7. — *Excision du lobe droit*

Le lobe gauche a été enlevé. L'index de la main gauche maintient l'urètre prostatique et empêche les ciseaux de mordre trop profondément sur le canal même.

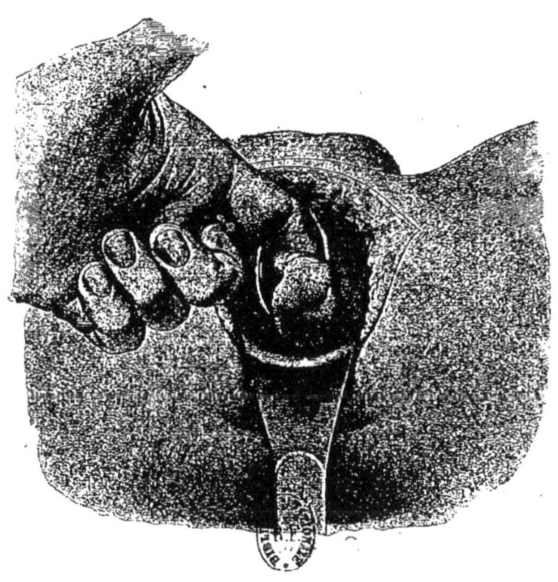

Fig. 8. — *Extirpation d'un lobe moyen par voie endo-vésicale*

Les deux lobes prostatiques ont été enlevés. L'index de la main gauche explore le bas-fond vésical et le col de la vessie. Un lobe moyen est amené dans la plaie et va être excisé à son tour.

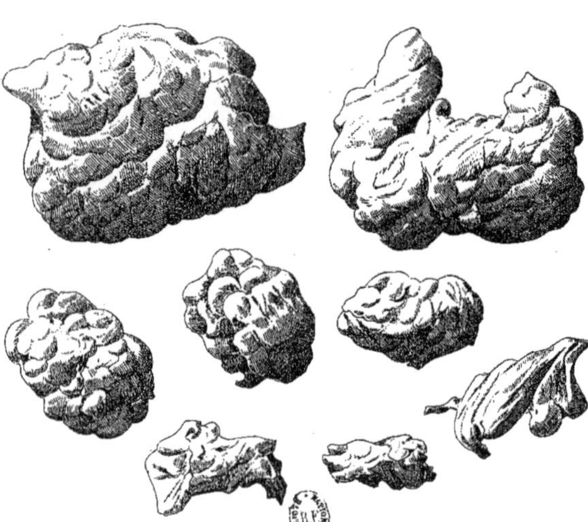

Fig. 9. — *Fragments d'une prostate de 110 grammes extraite par morcellement chez un de nos malades*

Le fragment le plus gros est le lobe gauche presque entier ; c'est un type d'adéno-fibrome, la lésion qui donne les meilleurs résultats opératoires et éloignés.

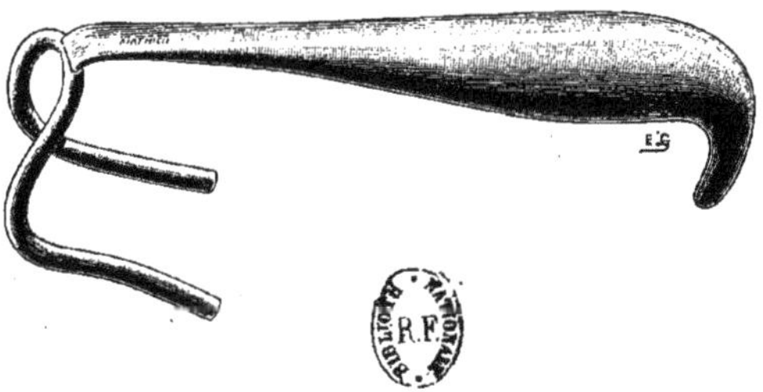

Fig. 10. — *Rétracteur rétro-prostatique du* Dr V. PAUCHET

www.ingramcontent.com/pod-product-compliance
Ingram Content Group UK Ltd.
Pitfield, Milton Keynes, MK11 3LW, UK
UKHW021618130726
13696UKWH00005B/1950